JANUARY

2022

SUNDAY	MONDAY	TUESDAY	WEDNESDAY	THURSDAY	FRIDAY	SATURDAY
						1
2	3	4	5	6	7	8
9	10	11	12	13	14	15
16	17	18	19	20	21	22
23	24	25	26	27	28	29
30	31					

NOTES

FEBRUARY

S	M	T	W	T	F	S
		1	2	3	4	5
6	7	8	9	10	11	12
13	14	15	16	17	18	19
20	21	22	23	24	25	26
27	28					

2022

JANUARY |

SUNDAY	MONDAY	TUESDAY	WEDNESDAY	THURSDAY	FRIDAY	SATURDAY
						1
2	3	4	5	6	7	8
9	10	11	12	13	14	15
16	17	18	19	20	21	22
23	24	25	26	27	28	29
30	31					

FEBRUARY

S	M	T	W	T	F	S
		1	2	3	4	5
6	7	8	9	10	11	12
13	14	15	16	17	18	19
20	21	22	23	24	25	26
27	28					

NOTES

2022

FEBRUARY |

SUNDAY	MONDAY	TUESDAY	WEDNESDAY	THURSDAY	FRIDAY	SATURDAY
		1	2	3	4	5
6	7	8	9	10	11	12
13	14	15	16	17	18	19
20	21	22	23	24	25	26
27	28					

MARCH

S	M	T	W	T	F	S
		1	2	3	4	5
6	7	8	9	10	11	12
13	14	15	16	17	18	19
20	21	22	23	24	25	26
27	28	29	30	31		

NOTES

2022

MARCH |

SUNDAY	MONDAY	TUESDAY	WEDNESDAY	THURSDAY	FRIDAY	SATURDAY
		1	2	3	4	5
6	7	8	9	10	11	12
13	14	15	16	17	18	19
20	21	22	23	24	25	26
27	28	29	30	31		

APRIL

S	M	T	W	T	F	S
					1	2
3	4	5	6	7	8	9
10	11	12	13	14	15	16
17	18	19	20	21	22	23
24	25	26	27	28	29	30

NOTES

2022

APRIL |

MAY
S M T W T F S
1 2 3 4 5 6 7
8 9 10 11 12 13 14
15 16 17 18 19 20 21
22 23 24 25 26 27 28
29 30 31

SUNDAY	MONDAY	TUESDAY	WEDNESDAY	THURSDAY	FRIDAY	SATURDAY
					1	2
3	4	5	6	7	8	9
10	11	12	13	14	15	16
17	18	19	20	21	22	23
24	25	26	27	28	29	30

NOTES

MAY | 2022

SUNDAY	MONDAY	TUESDAY	WEDNESDAY	THURSDAY	FRIDAY	SATURDAY
1	2	3	4	5	6	7
8	9	10	11	12	13	14
15	16	17	18	19	20	21
22	23	24	25	26	27	28
29	30	31				

JUNE

S	M	T	W	T	F	S
			1	2	3	4
5	6	7	8	9	10	11
12	13	14	15	16	17	18
19	20	21	22	23	24	25
26	27	28	29	30		

NOTES

2022

JUNE |

SUNDAY	MONDAY	TUESDAY	WEDNESDAY	THURSDAY	FRIDAY	SATURDAY
			1	2	3	4
5	6	7	8	9	10	11
12	13	14	15	16	17	18
19	20	21	22	23	24	25
26	27	28	29	30		

JULY

S	M	T	W	T	F	S
					1	2
3	4	5	6	7	8	9
10	11	12	13	14	15	16
17	18	19	20	21	22	23
24	25	26	27	28	29	30
31						

NOTES

2022

JULY

SUNDAY	MONDAY	TUESDAY	WEDNESDAY	THURSDAY	FRIDAY	SATURDAY
					1	2
3	4	5	6	7	8	9
10	11	12	13	14	15	16
17	18	19	20	21	22	23
24	25	26	27	28	29	30
31						

AUGUST

S	M	T	W	T	F	S
	1	2	3	4	5	6
7	8	9	10	11	12	13
14	15	16	17	18	19	20
21	22	23	24	25	26	27
28	29	30	31			

NOTES

2022

AUGUST

SUNDAY	MONDAY	TUESDAY	WEDNESDAY	THURSDAY	FRIDAY	SATURDAY
	1	2	3	4	5	6
7	8	9	10	11	12	13
14	15	16	17	18	19	20
21	22	23	24	25	26	27
28	29	30	31			

SEPTEMBER

S	M	T	W	T	F	S
				1	2	3
4	5	6	7	8	9	10
11	12	13	14	15	16	17
18	19	20	21	22	23	24
25	26	27	28	29	30	

NOTES

2022

SEPTEMBER

SUNDAY	MONDAY	TUESDAY	WEDNESDAY	THURSDAY	FRIDAY	SATURDAY
				1	2	3
4	5	6	7	8	9	10
11	12	13	14	15	16	17
18	19	20	21	22	23	24
25	26	27	28	29	30	

OCTOBER

S	M	T	W	T	F	S
						1
2	3	4	5	6	7	8
9	10	11	12	13	14	15
16	17	18	19	20	21	22
23	24	25	26	27	28	29
30	31					

NOTES

2022

OCTOBER

SUNDAY	MONDAY	TUESDAY	WEDNESDAY	THURSDAY	FRIDAY	SATURDAY
						1
2	3	4	5	6	7	8
9	10	11	12	13	14	15
16	17	18	19	20	21	22
23	24	25	26	27	28	29
30	31					

NOVEMBER

S	M	T	W	T	F	S
		1	2	3	4	5
6	7	8	9	10	11	12
13	14	15	16	17	18	19
20	21	22	23	24	25	26
27	28	29	30			

NOTES

2022

NOVEMBER

SUNDAY	MONDAY	TUESDAY	WEDNESDAY	THURSDAY	FRIDAY	SATURDAY
		1	2	3	4	5
6	7	8	9	10	11	12
13	14	15	16	17	18	19
20	21	22	23	24	25	26
27	28	29	30			

DECEMBER

S	M	T	W	T	F	S
				1	2	3
4	5	6	7	8	9	10
11	12	13	14	15	16	17
18	19	20	21	22	23	24
25	26	27	28	29	30	31

NOTES

DECEMBER | 2022

SUNDAY	MONDAY	TUESDAY	WEDNESDAY	THURSDAY	FRIDAY	SATURDAY
				1	2	3
4	5	6	7	8	9	10
11	12	13	14	15	16	17
18	19	20	21	22	23	24
25	26	27	28	29	30	31

JANUARY

S	M	T	W	T	F	S
1	2	3	4	5	6	7
8	9	10	11	12	13	14
15	16	17	18	19	20	21
22	23	24	25	26	27	28
29	30	31				

NOTES

2023

JANUARY

SUNDAY	MONDAY	TUESDAY	WEDNESDAY	THURSDAY	FRIDAY	SATURDAY
1	2	3	4	5	6	7
8	9	10	11	12	13	14
15	16	17	18	19	20	21
22	23	24	25	26	27	28
29	30	31				

FEBRUARY

S	M	T	W	T	F	S
			1	2	3	4
5	6	7	8	9	10	11
12	13	14	15	16	17	18
19	20	21	22	23	24	25
26	27	28				

NOTES

2023

FEBRUARY |

SUNDAY	MONDAY	TUESDAY	WEDNESDAY	THURSDAY	FRIDAY	SATURDAY
			1	2	3	4
5	6	7	8	9	10	11
12	13	14	15	16	17	18
19	20	21	22	23	24	25
26	27	28				

MARCH

S	M	T	W	T	F	S
			1	2	3	4
5	6	7	8	9	10	11
12	13	14	15	16	17	18
19	20	21	22	23	24	25
26	27	28	29	30	31	

NOTES

MARCH | 2023

SUNDAY	MONDAY	TUESDAY	WEDNESDAY	THURSDAY	FRIDAY	SATURDAY
			1	2	3	4
5	6	7	8	9	10	11
12	13	14	15	16	17	18
19	20	21	22	23	24	25
26	27	28	29	30	31	

APRIL

S	M	T	W	T	F	S
						1
2	3	4	5	6	7	8
9	10	11	12	13	14	15
16	17	18	19	20	21	22
23	24	25	26	27	28	29
30						

NOTES

2023

APRIL

SUNDAY	MONDAY	TUESDAY	WEDNESDAY	THURSDAY	FRIDAY	SATURDAY
						1
2	3	4	5	6	7	8
9	10	11	12	13	14	15
16	17	18	19	20	21	22
23	24	25	26	27	28	29
30						

MAY

S	M	T	W	T	F	S
	1	2	3	4	5	6
7	8	9	10	11	12	13
14	15	16	17	18	19	20
21	22	23	24	25	26	27
28	29	30	31			

NOTES

2023

MAY

SUNDAY	MONDAY	TUESDAY	WEDNESDAY	THURSDAY	FRIDAY	SATURDAY
	1	2	3	4	5	6
7	8	9	10	11	12	13
14	15	16	17	18	19	20
21	22	23	24	25	26	27
28	29	30	31			

JUNE

S	M	T	W	T	F	S
				1	2	3
4	5	6	7	8	9	10
11	12	13	14	15	16	17
18	19	20	21	22	23	24
25	26	27	28	29	30	

NOTES

2023

JUNE

SUNDAY	MONDAY	TUESDAY	WEDNESDAY	THURSDAY	FRIDAY	SATURDAY
				1	2	3
4	5	6	7	8	9	10
11	12	13	14	15	16	17
18	19	20	21	22	23	24
25	26	27	28	29	30	

JULY

S	M	T	W	T	F	S
						1
2	3	4	5	6	7	8
9	10	11	12	13	14	15
16	17	18	19	20	21	22
23	24	25	26	27	28	29
30	31					

NOTES

Made in the USA
Monee, IL
13 May 2022